AF602246

MORT APPARENTE

ET

MORT RÉELLE

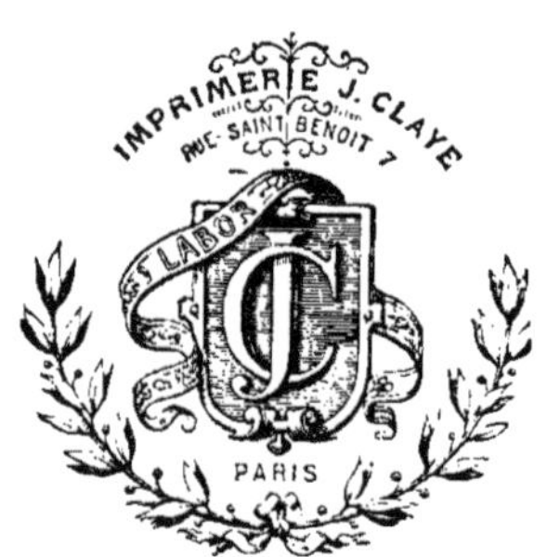
IMPRIMERIE J. CLAYE
RUE SAINT BENOIT 7
LABOR
PARIS

MORT APPARENTE

ET

MORT RÉELLE

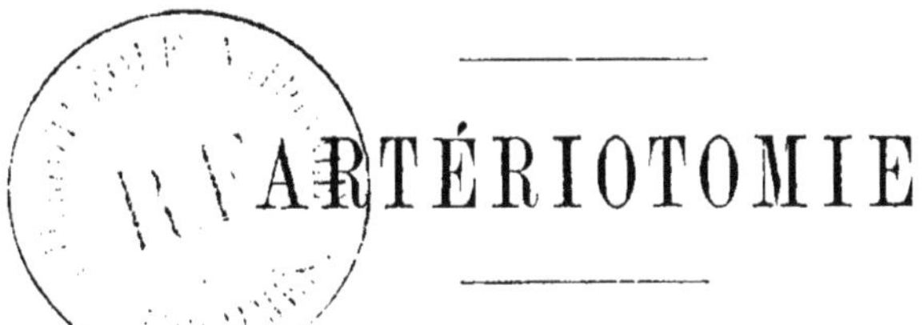

ARTÉRIOTOMIE

MOYEN FACILE ET CERTAIN DE DISTINGUER
LA MORT APPARENTE DE LA MORT RÉELLE
ET DE RENDRE IMPOSSIBLES
LES ENTERREMENTS PRÉMATURÉS

PAR

LE DR VEYNE

PARIS
ADRIEN DELAHAYE, LIBRAIRE-ÉDITEUR
PLACE DE L'ÉCOLE-DE-MÉDECINE

1874

AVANT-PROPOS

Je reproduis textuellement la publication par laquelle M. de Breuvery fit connaître les dispositions testamentaires de M. le marquis d'Ourches, et l'ouverture du concours pour les deux prix qu'il avait fondés.

Cette publication honore la mémoire de M. le marquis d'Ourches; — elle avait sa place marquée à la première page de ce travail.

SUCCESSION de M. le marquis D'OURCHES

INHUMATIONS PRÉCIPITÉES

RECHERCHE DES MOYENS PROPRES A LES PRÉVENIR

FONDATION DE DEUX PRIX

AVIS

Du testament olographe, en date du 11 février 1866, de M. le marquis d'Ourches, décédé à Paris, le 1er mai 1867, ledit testament déposé en l'étude de Me Baron, notaire à Paris,

Sont extraites les dispositions suivantes :

« *Je veux qu'il soit prélevé sur les valeurs de ma suc-*

« *cession une somme de* VINGT-CINQ MILLE FRANCS, *desti-*
« *née, dans les conditions ci-après énoncées, à la fonda-*
« *tion de deux prix,* savoir :

« *1° Un prix de* VINGT MILLE FRANCS *pour la décou-*
« *verte d'un moyen simple et vulgaire de reconnaître,*
« *d'une manière certaine et indubitable, les signes de la*
« *mort réelle. La condition expresse de ce prix est que*
« *le moyen puisse être mis en pratique même par de*
« *pauvres villageois sans instruction.*

« *2° Un prix de* CINQ MILLE FRANCS *pour la découverte*
« *d'un moyen de reconnaître d'une manière certaine et*
« *indubitable les signes de la mort réelle à l'aide de*
« *l'électricité, du galvanisme ou de tout autre procédé*
« *exigeant, soit l'intervention d'un homme de l'art, soit*
« *l'application de connaissances, l'usage d'instruments ou*
« *l'emploi de substances qui ne sont pas à la portée de*
« *tout le monde.* »

L'Académie impériale de Médecine, à ce autorisée par décret du 11 janvier 1868, a, sous la date du 22 avril suivant, accepté la mission de décerner ces deux prix, et la somme sus-énoncée de VINGT-CINQ MILLE FRANCS a été, le 4 mai 1867, versée par l'exécuteur testamentaire à la caisse des dépôts et consignations, pour y demeurer en garantie de l'accomplissement de la volonté du testateur.

Dans le cas où pendant cinq années, à dater du jour de l'acceptation du legs par l'Académie impériale de Médecine, l'un ou l'autre des prix ou aucun d'eux n'aurait été décerné, les sommes qui y sont destinées feraient retour à la succession[1].

L'exécuteur testamentaire,

Membre du Conseil général de Seine-et-Oise,

DE BREUVERY.

Nota. — Les notes, mémoires et demandes de renseignements relatifs au présent avis devront être adressés *franco* à M. le secrétaire perpétuel de l'Académie de Médecine, au siége de l'Académie, rue des Saints-Pères, à Paris.

Le 23 décembre 1872, j'adressai la lettre suivante à M. le président de l'Académie de Médecine :

Monsieur le président,

Le 28 janvier 1868, j'ai présenté à l'Académie de Médecine un pli cacheté. — L'Académie a bien voulu en accepter le dépôt.

Aujourd'hui, j'ai l'honneur d'adresser à l'Académie un Mémoire manuscrit dans lequel l'idée exposée dans le pli cacheté a reçu ses développements nécessaires.

Je vous prie, Monsieur le président, d'ouvrir mon pli cacheté, d'en faire connaître le contenu à l'Académie et de la prier, en mon nom, de le renvoyer ainsi que mon

1. Les hôpitaux et hospices civils de Paris, représentés par l'Administration de l'assistance publique.

mémoire manuscrit à la commission des prix du marquis d'Ourches.

Veuillez agréer, Monsieur le président, mes hommages respectueux.

Dr VEYNE.

Les concurrents pour les prix académiques sont généralement des hommes jeunes et qui débutent dans la carrière. C'est un moyen d'y entrer avec honneur et profit. Cependant je n'avais jamais eu la pensée de me mêler à ces luttes. J'ai 60 ans : à quel sentiment ai-je donc obéi en me lançant si tardivement dans cette arène dont les habitudes et les mœurs me sont inconnues? — Au sentiment du devoir. Aussi, malgré ma déconvenue, je n'ai rien à regretter.

Depuis près de vingt ans, j'avais acquis la conviction que je possédais le moyen infaillible de distinguer la mort apparente de la mort réelle; l'idée en était si simple, si facile à trouver, que je n'osais me vanter de l'avoir *trouvée*, et souvent j'avais craint de m'en exagérer la portée. Dans mon incertitude, j'avais consulté des confrères-amis, parmi lesquels plusieurs devenus illustres par les plus éminents travaux dans les sciences biologiques. Tous, et je pouvais compter sur leur sincérité, m'avaient affirmé que mon idée était juste et entièrement vraie, que son extrême simplicité en rehaussait la valeur; tous m'avaient engagé à rendre publique cette découverte qui rendrait impossible le retour de ces faits dont le seul récit fait frissonner de crainte et d'horreur : *les enterrements de personnes encore vivantes.*

Mais comment écrire un mémoire et chercher des raisonnements pour prouver une vérité qu'il suffit d'énoncer pour qu'elle soit immédiatement acceptée comme démontrée ? A-t-on jamais écrit un Mémoire pour démontrer que deux et deux font quatre ? C'était la cause de mon long silence. Il fallait un Mémoire, me disait-on, là où il me semblait que deux lignes étaient suffisantes.

Lorsque le testament de M. le marquis d'Ourches fut livré à la publicité, je sentis que j'étais arrivé aux dernières limites de l'abstention, et que j'avais à remplir un devoir rigoureux. Je déposai à l'Académie de médecine un pli cacheté, et plus tard un Mémoire, me conformant ainsi aux usages des concours officiels.

C'est ce Mémoire que je publie aujourd'hui.

Ce travail a pour base solide deux faits acquis définitivement et depuis longtemps à la science biologique :

1° La cessation de la circulation du sang coïncide avec la cessation de la vie ;

2° Les artères sont vides de sang après la mort.

De ces deux faits, je déduis logiquement ces deux propositions, — elles sont des axiomes en biologie :

1° Circulation abolie, — artère vide, — mort réelle ;

2° Circulation persistante, — artère non vide, — mort apparente.

Pour constater matériellement et sûrement l'un ou l'autre de ces faits, *le moyen consiste à ouvrir une artère d'un individu réputé mort.*

« Je comprends, me dit un ami non médecin, mais homme de grand sens; la maison est fermée, vous voulez voir ce qui se passe dedans; vous pratiquez une fenêtre et vous voyez. » On ne pourrait mieux dire.

Tel est le *moyen* que j'ai proposé dans mon Mémoire comme signe certain de la mort :

1° Ce moyen émane directement de l'anatomie et de la physiologie; il est donc *rationnel;*

2° Il est applicable sur tous les corps, quelles que soient les causes de la mort, dans tous les pays, dans toutes les saisons, à tous les âges, sur tous les cadavres, gras ou maigres, etc. Quel autre signe de mort possède ce caractère de généralité et embrasse ainsi tous les cas?

3° Son application donne des résultats *constants.*

Elle constate en effet toujours et ne peut constater que l'un ou l'autre de ces faits. La circulation persiste ou a cessé.

La possibilité de son application est *permanente* depuis le moment où la mort commence jusqu'à la putréfaction[1].

Quel autre signe de mort possède ce caractère de *constance et de permanence absolues,* si important pour la pratique de la vérification des décès?

1. Dans mon Mémoire, j'ai indiqué les précautions utiles à prendre dans la pratique de l'artériotomie ; elles sont différentes dans les cas de

4° Il est *suffisant* pour prouver la vie ou la mort.

L'ouverture de l'artère ne démontre-t-elle pas l'arrêt de la circulation cardiaque et de la circulation capillaire, qui n'est autre que la circulation artérielle prolongée? De l'abolition de celle-ci, ne faut-il pas forcément conclure que la combustion, la calorification, la nutrition, etc., sont définitivement arrêtées? Ainsi de l'*extrémité cardiaque* de l'artère ouverte, on a *vue* sur tout l'organisme.

5° Ce moyen est d'une très-facile application, puisqu'il suffit d'ouvrir l'artère temporale. Quel médecin oserait avouer ne pas savoir pratiquer une opération si simple? Quel est celui qui, ayant perdu complétement l'habitude des petites opérations, n'acquerrait de nouveau l'habileté nécessaire, en une seule séance d'amphithéâtre au plus voisin hôpital?

6° La pratique de ce moyen est sans danger, puisque les anciens médecins pratiquaient la saignée de la temporale dans le traitement de diverses maladies, et que toutes les observations qu'ils nous ont léguées attestent que ce fut toujours sans le moindre accident.

Avec tous ces avantages, *mon moyen,* visant le prix de 5,000 francs, pouvait cependant être insuffisant pour mériter ce prix. Il devait répondre très-exactement au

décès ordinaire, et dans les cas de mort subite. Réponse est donc faite d'avance à certaines objections : ainsi, la syncope.

programme formulé par le testateur et en remplir toutes les conditions.

J'extrais du testament du marquis d'Ourches les clauses qui concernent le prix de 5,000 francs :

« Je veux qu'il soit prélevé sur les valeurs de ma succession :

« 1° . . . .

« 2° Un prix de 5,000 francs pour la découverte d'un « moyen de reconnaître d'une manière certaine et indu- « bitable les signes de la mort réelle, à l'aide de l'élec- « tricité, du galvanisme ou de tout autre procédé exigeant, « soit l'intervention de l'homme de l'art, soit l'application « de connaissances, l'usage d'instruments ou l'emploi de « substances qui ne sont pas à la portée de tout le « monde. »

Ainsi, le marquis d'Ourches avait imposé trois conditions aux concurrents pour le prix de 5,000 francs :

1° La *découverte d'un moyen de reconnaître la mort réelle.*

L'ouverture d'une artère pour constater la mort n'a jamais été proposée. La priorité de cette idée ne m'a été contestée par personne. Il y a donc découverte, et cette *découverte* m'appartient.

2° *Le moyen proposé doit être certain et indubitable.*

Le moyen que je propose n'est-il pas certain et indubitable? — Pour soutenir le contraire, il faudrait admettre que la vie peut persister alors que la circulation du sang est abolie. Et qui donc oserait émettre une telle hérésie biologique?

3e *Le moyen indiqué doit exiger l'intervention de l'homme de l'art et l'emploi d'instruments ou de substances qui ne sont pas à la portée de tout le monde.*

La pratique de l'artériotomie exige l'intervention de l'homme de l'art. Quant à l'instrument, la lancette ou le bistouri ne sont-ils pas à l'usage exclusif des médecins et des chirurgiens?

Ainsi mon moyen répondait complétement au programme et remplissait toutes les conditions imposées par le testateur.

J'avais donc le droit de dire que le but indiqué par le marquis d'Ourches était atteint et que le prix de 5,000 francs serait décerné. Non pas que j'eusse la sotte prétention que ce prix m'était définitivement acquis, alors que cent deux concurrents étaient inscrits pour le concours, et que j'étais complétement ignorant du contenu de leurs Mémoires et de la nature des moyens proposés par eux. Un de mes concurrents, plusieurs même pouvaient, comme moi, avoir atteint le but et même par la découverte de moyens préférables. Dans ce cas, je puis le dire, ne pensant qu'à l'intérêt général, à la grande question humanitaire, objet de ce concours, plus que tout autre et le premier j'aurais applaudi à mon vainqueur. Mais si de tous les concurrents seul j'avais rempli les conditions du programme et *atteint le but*, n'avais-je pas le droit d'attendre de l'Académie que le prix de 5,000 francs me serait décerné?

A la séance du 2 décembre 1873, au nom de la Commission des prix d'Ourches, M. Devergie, rapporteur, donna lecture de son rapport à l'Académie. La lecture de ce rapport fut terminée à la séance suivante, le 9 décembre.

Il n'est pas dans mon intention de faire la critique de ce rapport[1], ce serait en ce moment inopportun. Quelques remarques absolument nécessaires me suffiront.

M. le rapporteur conclut en proposant à l'Académie de ne pas décerner le prix de 20,000 francs.

Quant au prix de 5,000 francs, aucun des Mémoires n'ayant mérité le prix, M. le rapporteur propose à l'Académie de diviser cette somme en cinq parts inégales qui seront décernées aux cinq compétiteurs qui « ont le plus approché du but. »

La Commission accorde en outre trois mentions honorables et un encouragement.

Les termes du testament de M. le marquis d'Ourches permettaient-ils ce partage du prix, et les intentions du testateur ont-elles, par ce partage entre des concur-

1. *Bulletin de l'Académie de médecine*, séances des 2, 9 et 16 décembre 1873. — G. Masson, éditeur.

rents qui *n'avaient pas atteint le but*, été fidèlement respectées? C'est à l'opinion pnblique à poser à son tour ses conclusions.

Le 12 décembre 1873, j'adressai la lettre suivante à un membre de l'Académie :

Mon cher confrère,

Étant retenu chez moi depuis plusieurs semaines pour cause de maladie, je n'ai pu assister aux deux dernières séances de l'Académie, dans lesquelles M. Devergie a donné lecture de son rapport sur le concours des prix d'Ourches.

J'avais prié un confrère de mes amis d'assister à ces deux séances. Il m'affirme que dans le rapport de M. Devergie mon nom n'a pas été prononcé, et mon mémoire sur l'artériotomie, comme signe de mort réelle, ni discuté, ni même mentionné.

Comme membre de la Commission, vous connaissez sans doute les motifs pour lesquels mon travail a été aussi complétement écarté par M. le rapporteur; vous m'obligerez beaucoup en me les communiquant par quelques lignes, puisque je ne puis me rendre chez vous.

J'attends ce service de votre bonne amitié.

Votre tout dévoué,

VEYNE.

Le membre de l'Académie auquel ma lettre était adressée ne me fit pas de réponse. — J'avais cru cependant pouvoir compter sur son appui dans la Commission, car en 1868, lors du dépôt de mon pli cacheté, je lui en avais confié le contenu, et il m'avait dit ces paroles textuelles : *Votre moyen est très-simple, il n'en est que meilleur.*

Quelques jours après, je pus constater par la lecture du *Bulletin de l'Académie* que mon Mémoire n'était en effet ni discuté, ni mentionné dans le rapport. J'appris aussi par cette lecture que sur cent deux Mémoires qui avaient été présentés au concours, les Mémoires, au nombre de neuf, plus ou moins récompensés, *pour s'être approchés du but*, étaient les seuls dont le rapport fît mention. Il résulte de ces faits que l'Académie n'a pas été informée qu'il y avait parmi les Mémoires présentés au concours un travail sur l'artériotomie. Le jugement qui me concerne émane donc simplement de la Commission [1].

C'est pour ce motif que j'ai cru devoir envoyer à chacun des membres de l'Académie un exemplaire de mon Mémoire et en appeler ainsi de l'Académie *non informée* à l'Académie *bien informée.*

Je m'explique : il ne s'agit plus pour moi du concours ni du prix d'Ourches; cette question a reçu une

1. On m'assure même que la Commission et M. le rapporteur ont accepté sans contrôle le jugement du membre de la Commission chargé de l'examen de mon Mémoire. Ainsi, ce serait le seul M. W...... qui m'aurait condamné à être enterré... vivant.

solution définitive[1]. Mais la question scientifique, la question d'hygiène générale et d'utilité publique, restent intactes et entières. Que l'Académie me permette de lui rappeler avec respect qu'en acceptant le mandat que lui avait confié M. le marquis d'Ourches, elle s'est associée à sa pensée, et qu'elle a le devoir de continuer la mission du généreux donateur, en donnant l'appui de sa grande autorité à la découverte qu'il avait si ardemment désirée, et en s'efforçant d'en généraliser les bienfaits.

Paris, le 10 mars 1874.

1. C'est dans cette pensée que je ne ferai parvenir les exemplaires de mon Mémoire aux membres de l'Académie qu'après la séance publique annuelle du 17 mars, dans laquelle les prix seront officiellement décernés.

ARTÉRIOTOMIE

SIGNE CERTAIN DE MORT RÉELLE[1]

L'artériotomie résout le problème du diagnostic différentiel de la mort réelle et de la mort apparente.

Le 20 avril 1852, je fus appelé, place des Vosges, nº 1. M. Juste Olivier, propriétaire de cette maison, avait perdu la veille un de ses enfants âgé de douze ans. L'heure fixée pour les funérailles approchait et Mme Olivier, se refusant à croire à la mort de son fils, avait défendu de procéder aux derniers préparatifs. Toutes les raisons fondées sur la nature d'une maladie longue et dont l'issue fatale était prévue depuis plusieurs mois,

1. Ce mémoire développe le contenu d'un pli cacheté, dont l'Académie de médecine avait accepté le dépôt, le 28 janvier 1868.

Je le publie sans suppression ni addition, tel qu'il fut déposé au secrétariat de l'Académie, le 23 décembre 1872, avec demande de renvoi à la Commission des prix d'Ourches.

Les notes seules sont de date récente.

celles résultant de la constatation de tous les caractères de la mort, persistants depuis plus de vingt-quatre heures, mes pressantes instances d'ami de vieille date de la famille, furent sans résultat. Les parents et de nombreux amis étaient déjà rassemblés. Que faire? que dire encore? La pauvre mère ne pouvait et ne voulait être ni consolée, ni convaincue.

Mais si Mme Olivier était douée d'une vive imagination, elle avait aussi une grande instruction et le jugement très-droit. Sous l'influence d'une profonde émotion, je lui dis enfin :

« Madame, je veux cependant vous convaincre et ne vous laisser aucun doute : vous le savez, la mort c'est la cessation des fonctions de tous les organes; or les organes ne fonctionnent plus lorsqu'ils ne reçoivent plus de sang. Si la circulation du sang cesse, toutes les fonctions cessent : il y a mort. — Constater que la circulation du sang a cessé, c'est donc constater que la vie a fait place à la mort. On constate que la circulation du sang a cessé, par l'absence du pouls dans les artères et des battements et des bruits du cœur. J'ai constaté l'absence des pulsations artérielles; j'ai ausculté le cœur, je n'ai perçu aucun battement ni aucun bruit : c'est *presque* probant. L'extrême faiblesse des pulsations artérielles, des battements et des bruits du cœur, un développement insuffisant de l'ouïe de celui qui observe peuvent, dans quelques cas, laisser des doutes et causer des erreurs.

Je ne vous dis donc pas : c'est probant; mais, *presque* probant.

« Vous voulez une preuve qui ne vous laisse aucun doute, vous la voulez certaine : je vais vous la donner.

« Après la mort, on trouve vides de sang les vaisseaux qui transportaient ce liquide du cœur à tous les organes; c'est une observation qui a été faite de tout temps par tous les anatomistes; aussi, avant la découverte de la circulation, on pensait que ces vaisseaux, *les artères*, contenaient de l'air[1]. Je vais mettre à nu une artère de votre enfant, celle où nous observons habituellement le pouls. Je constaterai d'abord l'absence de pulsations; puis, j'ouvrirai cette artère et, si nous constatons qu'elle *est vide* et que la *circulation du sang ne s'y fait plus*, serez-vous convaincue de la mort de votre enfant? »

A l'instant même, Mme Olivier me déclara qu'après cette démonstration, elle n'aurait plus aucun doute, ni aucune crainte.

Je mis donc à nu, suivant les règles de l'art, l'artère radiale; n'ayant perçu aucune pulsation, je coupai l'artère, maintenue isolée sur la sonde cannelée : pas une goutte de sang ne sortit. Ayant alors soulevé l'extrémité cardiaque de ce vaisseau, je constatai et fis constater par les assistants que l'artère était vide et que la circulation du sang avait cessé[2].

1. Artère, *arteria*, — ἀήρ, air. — τηρεῖν, contenir.

2. Parmi les personnes présentes à cette opération, et encore

M. Nogent Saint-Laurens, ancien juge de paix des Batignolles et père du célèbre avocat, avait, comme tant d'autres[1] la crainte d'être enterré vivant. Il m'avait souvent entretenu, comme son médecin et son ami, de cette crainte qui le préoccupait. Je lui avais dit que je connaissais un signe *certain* de distinguer la mort apparente de la mort réelle, et, sur ses instances, je ne lui en fis pas mystère. Convaincu que ce signe est infaillible, il me fit promettre que, si je lui survivais, comme c'était probable d'après son grand âge, je m'assurerais de la réalité de sa mort, en constatant par l'ouverture d'une artère la cessation de la circulation. — J'ai dû remplir ma promesse le 12 mai 1872.

J'ai eu d'autres occasions de pratiquer l'artériotomie dans des cas semblables, toujours avec le même résultat.

vivantes, je citerai M. Charles Clément, actuellement rédacteur du *Journal des Débats;* M. Ruchet, ancien président du Conseil d'État du canton de Vaud, un des notables de la colonie suisse de Paris; M. Juste Olivier, père de l'enfant, Suisse Vaudois bien connu à Paris par de remarquables publications littéraires, quelques-unes en collaboration avec Mme Olivier.

1. L'illustre historien mort récemment, M. Michelet, avait la même appréhension. « Comme il n'existe, dit-il dans son testament rendu public, aucun signe certain de la mort que la décomposition, dans plusieurs contrées de la Suisse et autres pays, on l'attend et l'on garde le corps à visage découvert. J'ai pris cette précaution pour les miens. Je désire qu'on la prenne pour moi, à moins que M. Robin, ou un autre docteur de mes amis, n'ait fait l'autopsie. »

J'ai pratiqué l'artériotomie dans d'autres circonstances : — morts accidentelles, *rapides* ou *subites*. — Après des soins longtemps et inutilement prolongés, j'ai voulu me convaincre si la mort était apparente ou réelle, si ce corps qui ne me paraissait plus qu'un cadavre n'était pas un être encore vivant auquel je devais continuer mes efforts de salut.

Appelé plusieurs fois au poste du Palais de Justice, auprès de *noyés* qu'on venait de sortir de la Seine, alors que tous mes soins avaient échoué, je n'ai cru devoir me retirer qu'après avoir pratiqué l'ouverture de l'artère.

Appelé aussi au dépôt de la Préfecture de police, en l'absence des médecins de cet établissement [1], dans des cas divers de mort soudaine, après avoir inutilement prolongé tous les moyens de rappel aux fonctions de la vie, je ne les ai suspendus qu'après avoir constaté que la circulation était abolie.

Voici deux observations :

Le 14 avril 1869, Carpentier (Ferdinand) est amené du commissariat de police voisin au dépôt de la Préfecture ; il s'affaisse en route et ne donne plus signe de vie.

Malgré ma persévérance, mes soins restant sans résultat, j'ouvre la radiale ; elle est vide, la circulation a cessé.

1. Ces appels ont été fréquents; par mon domicile, je suis le médecin le plus rapproché du dépôt de la Préfecture.

Le 11 mars 1871, je suis appelé au dépôt de la Préfecture. Eléonore Compoint, jeune fille de dix-neuf ans, a été trouvée suspendue à la croisée de sa cellule par un mouchoir qui lui serrait le cou ; elle ne donne plus signe de vie. Tous mes moyens d'action ayant échoué, j'ouvre la radiale, — elle est vide, la circulation ne se fait plus.

Qu'il soit bien entendu que je n'ai jamais pratiqué l'artériotomie qu'après avoir inutilement ausculté le cœur et constaté l'absence des pulsations artérielles :

Ainsi, les cas dans lesquels j'ai pratiqué l'artériotomie appartiennent à deux catégories :

Dans la première, une maladie plus ou moins longue avait précédé la mort ; l'opération n'a jamais été pratiquée qu'après la constatation du décès par le médecin vérificateur.

Dans la seconde catégorie, la mort était accidentelle et rapide ; j'avais épuisé inutilement toutes les ressources de l'art pour obtenir un signe de vie ; j'observais tous les caractères de la mort réelle ou réputée telle. J'étais à ce moment pénible et qui arrive toujours, où le médecin, ayant perdu toute espérance, n'a plus qu'à se retirer. Je n'ai pas cru alors ma mission terminée. Dans l'espoir de constater, *par la persistance de la vie organique, que la vie animale n'était que suspendue,* j'ai pratiqué l'artériotomie.

Dans tous les cas, je n'ai eu malheureusement à recueillir que des faits négatifs : — la circulation du sang avait cessé, — la mort était *réelle*. — Mais si, dans un seul de ces cas, j'avais pu constater la persistance du cours du sang, quelque faible qu'il fût, n'y aurait-il pas eu indication formelle de persévérer dans un traitement énergique? Et quel moyen autre que l'artériotomie aurait pu fournir cette indication et redonner l'espoir si encourageant d'un succès possible?

ARTÉRIOTOMIE

APPLIQUÉE A LA VÉRIFICATION DES DÉCÈS.

Par la pratique généralisée de l'artériotomie, les enterrements de vivants seront impossibles.

L'artériotomie devra être l'épreuve ultime et comme la contre-épreuve des autres modes de constatation de décès.

Elle ne devra donc être pratiquée qu'un certain nombre d'heures après la constatation par les moyens actuellement en usage.

Elle devra aussi être pratiquée un certain temps avant l'ensevelissement, ne serait-ce que pour donner aux familles qui douteraient encore la faculté de s'assurer, au dernier moment, que la circulation du sang est définitivement abolie et, par conséquent, la mort certaine.

Les gouvernements, dans toutes les contrées, devront rendre obligatoire la pratique de l'artériotomie pour la vérification des décès.

En France, un nombre suffisant de médecins vérificateurs des décès sera établi dans chaque canton, villes et campagnes.

Une instruction formulée par le Conseil supérieur d'hygiène publique devra indiquer le mode de procéder, l'artère sur laquelle l'opération sera pratiquée; préciser le temps qui devra séparer l'heure du décès présumé du moment de l'opération, etc.

Cette instruction sera obligatoire pour tous les médecins vérificateurs de décès.

ARTÉRIOTOMIE

APPLIQUÉE AUX CAS DE MORTS ACCIDENTELLES, RAPIDES OU SUBITES.

« Qu'un homme tombe tout à coup privé du sentiment et du mouvement, et qu'aucun bruit ne puisse être entendu à la région précordiale, est-ce la mort? n'en est-ce que l'apparence? Le doute ne sera dissipé que si le cœur se remet à battre; alors seulement on pourra affirmer que la mort n'était pas réelle ; la mort apparente n'admet pas de diagnostic immédiat, mais un diagnostic uniquement rétrospectif [1]. »

Ce *diagnostic immédiat* ne sera plus désormais un des *desiderata* de la science ; l'artériotomie en donne le moyen facile et sûr.

Cette opération ne devant trouver son application que dans les cas de mort apparente, il convient de rappeler que la mort apparente ne commence, *pour le médecin*, qu'avec la disparition des pulsations artérielles et des bruits cardiaques.

L'artériotomie sera donc seulement pratiquée :

1° Lorsque seront observés tous les signes de la mort réelle ou réputée telle, l'absence des pulsations artérielles étant constatée et l'auscultation du cœur ne donnant que des résultats négatifs;

2° Lorsque les moyens de traitement, employés avec une extrême persévérance, auront échoué.

Dans ces circonstances *in extremis*, l'artériotomie, *opération exploratrice de la vie*, est pour le médecin un devoir; ce n'est qu'après avoir rempli ce devoir qu'il aura le droit de cesser la lutte contre la mort [2].

1. J. Parrot, *De la Mort apparente*. Thèse de concours, 1860. Page 63.

2. On lit dans la *Gazette médicale de Lyon* du 2 février 1868 :

« Écoutez et méditez :

« Il y a trois ans environ, fut apporté dans l'une des pharmacies de

Toutes les branches de l'arbre artériel interrogées auraient évidemment la même et simple réponse, *oui* ou *non*, à la question posée. Mais dans la pratique, il conviendra de n'opérer que sur des artères de facile accès et dont la blessure, en cas de succès, serait sans gravité : telles sont la radiale, la temporale, etc. L'artère temporale est préférable[1] : elle est superficielle et située sur une surface osseuse ; il est facile d'établir un point de

Lyon un homme qu'on venait de trouver inanimé sur la voie publique. Le médecin le plus voisin est appelé. C'était un chef de service des hôpitaux, membre de la Société impériale de Médecine, l'un de vos maîtres les plus estimés, mon cher confrère. Il arrive, examine lentement, gravement, selon son habitude, et ne voit rien autre à faire que de constater le décès.

« Il avait complétement oublié cet incident, lorsque, à quatre jours de là, pendant son cabinet, un client se présente, un papier à la main :

« Docteur, je voudrais régler cette consultation, qu'il m'a été vrai-« ment impossible de venir vous payer plus tôt... »

« Et il tendait son certificat de décès , signé quatre jours avant.

« Le docteur ne fit qu'en rire, et ils se séparèrent bons amis.

« Mais vous, cher confrère, si pareil fait vous arrivait, en ririez-vous? et l'autorité... sourirait-elle?... Et depuis ces trois ans, a-t-on imaginé quelque nouveau signe de mort réelle, qui mette à l'abri votre infaillibilité désormais officielle? » (Lettre du docteur Diday à M. le docteur X..., médecin vérificateur des décès, à Lyon.)

1. L'ouverture de l'artère auriculaire postérieure peut aussi être pratiquée pour la vérification des décès; elle devra même être préférée dans les cas où les familles désireraient que l'incision nécessaire de la peau ne fût pas apparente. Par sa situation sur une surface osseuse, elle est facile à être comprimée et oblitérée.

La temporale et l'auriculaire postérieure sont, d'après mes recherches, les seules artères dont ont ait pratiqué la saignée.

compression qui suffise à l'oblitération du vaisseau. On sait, d'ailleurs, que la saignée de l'artère temporale a été souvent pratiquée par nos Anciens, comme moyen de traitement de diverses maladies[1] ; ce qui me dispense de répondre d'avance à ceux qui argueraient d'une prétendue gravité de l'opération contre la méthode que je propose.

L'artère étant ouverte suivant les règles de la médecine opératoire, si le sang n'apparaît pas à son extrémité cardiaque; si cette extrémité du vaisseau est béante et

1. Une seule citation : elle est précieuse, elle vient de notre grand Ambroise Paré : « Or ne sera icy hors de propos reciter ceste histoire de monseigneur le prince de la Roche-sur-Yon, lequel estoit extremement tourmenté d'vne douleur de teste, tant de iour que de nuit, auec peu d'intermission : et pour le guarir appella messieurs Chapelain, premier medecin du roy, et Castelan, aussi medecin dudit seigneur, et premier de la royne mere, et monsieur Duret, lecteur et medecin ordinaire du roy, homme fort sçauant et beaucoup estimé entre les gens doctes : lesquels luy ordonnerent plusieurs remedes, tant par dedans que par dehors, semblablement saignées, ventouses, bains, frictions, diete : bref tout ce qui se pouuoit excogiter : tous lesquels remedes ne luy peurent iamais appaiser la douleur. Adonc m'enuoya querir, pour entendre de moy si i'auois aucun moyen à luy seder la douleur : où promptement luy conseille se faire ouurir l'artere du temple, du costé où il sentoit sa plus grande douleur : et luy dis que i'auois grande coniecture que la cause de sa douleur estoit contenue aux arteres, et non aux veines, et qu'auois fait souuent telle ouuerture, dont les malades estoient guaris, et que les Anciens le conseilloient, mesme que ie me l'auois fait ouurir pour semblable douleur, et que depuis n'auois senti aucun mal. Subit enuoya querir les susdits medecins, lesquels furent de mon aduis : et en leur presence feis ouuerture de

vide, — *la mort est réelle.* — Si le sang s'écoule par jets plus ou moins distants et faibles, et même d'une manière continue et comme passive, — *la mort n'est qu'apparente ;* — les soins au malade seront énergiquement continués ; l'artère sera légèrement, mais suffisamment comprimée et surveillée, parce qu'elle pourra servir à mesurer les progrès du retour aux fonctions vitales ou leur suspension définitive. Le retour des battements du cœur et le rétablissement assuré des fonctions de la vie animale détermineront le moment opportun pour l'oblitération définitive de l'artère.

Ce sera, dorénavant, à tous les médecins, chirurgiens, accoucheurs et à nos confrères de la médecine vétérinaire, de constater les services que rendra l'emploi de l'artériotomie dans les cas si divers par leurs causes, mais ayant pour caractères communs les *signes de la mort ;* cas dans lesquels chaque médecin se pose cette question pleine d'angoisses et jusqu'à présent insoluble pour tous : *la vie est-elle latente ? est-elle définitivement éteinte ?* — Les diverses asphyxies, les morts subites, la

l'artere, choisissant la plus apparente à la temple et qui auoit plus grand battement, auec vne simple incision, comme pour faire vne phlebotomie : et fust tiré du sang deux palettes et plus, lequel sortoit par vne grande impetuosité de ladite artere, sautelant loing à raison du diastolé et systolé d'icelle : et proteste que par le moyen de ceste ouuerture il perdit incontinent sa douleur sans plus luy retourner : dont ledit seigneur me feit un honorable present. » (*Œuvres complètes d'Ambroise Paré*, édition Malgaigne, tome II, page 411.)

léthargie, etc., la mort apparente des enfants nouveau-nés et celle, si soudaine et si effrayante, qui fait quelquefois suite à l'emploi des anesthésiques.

Je ne dois pas oublier que ce travail a un but spécial, qu'il doit être court et réduit aux explications absolument nécessaires.

Je le résume par les propositions suivantes :

La cessation de la circulation, c'est la cessation de la vie.

L'artériotomie constate *matériellement* la cessation de la circulation ; elle donne ainsi le signe *certain* de la mort réelle.

Conclusion. — L'artériotomie résout le problème du diagnostic différentiel de la mort réelle et de la mort apparente.

Dr VEYNE,
ANCIEN INTERNE DES HOPITAUX DE PARIS,
Quai des Orfèvres, 18, Paris.

Dans un prochain travail, l'auteur se propose de faire une revue critique des différents *moyens* proposés jusqu'ici pour distinguer la mort apparente de la mort réelle.

Il souhaiterait vivement connaître le jugement

de ses confrères sur le *moyen* qu'il préconise lui-même : leur approbation, s'ils sont convaincus; leurs objections, s'ils conservent des doutes.

Il serait particulièrement reconnaissant à ceux qui appliqueraient l'artériotomie, de vouloir bien lui communiquer les résultats de leur pratique.

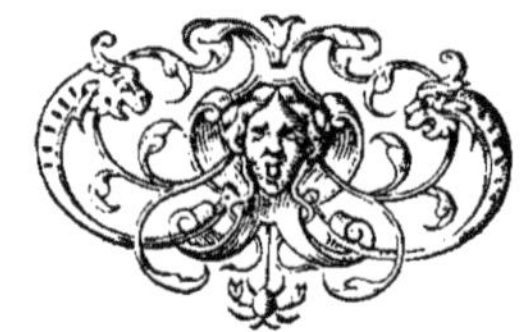

PARIS. — J. CLAYE, IMPRIMEUR, 7, RUE SAINT-BENOIT. — [228]

www.ingramcontent.com/pod-product-compliance
Ingram Content Group UK Ltd.
Pitfield, Milton Keynes, MK11 3LW, UK
UKHW020519180726
13839UKWH00005B/2185